INTRODUCTION ACCIDENTELLE

DE L'AIR

DANS LA JUGULAIRE GAUCHE,

IMMÉDIATEMENT APRÈS UNE SAIGNÉE PRATIQUÉE SUR CETTE VEINE.

MORT SEPT HEURES APRÈS L'OPÉRATION.

Observation recueillie sur une jument affectée d'entérorrhagie, et communiquée à l'Académie royale de médecine dans sa séance du 27 octobre 1840;

PAR M. BOULEY JEUNE.

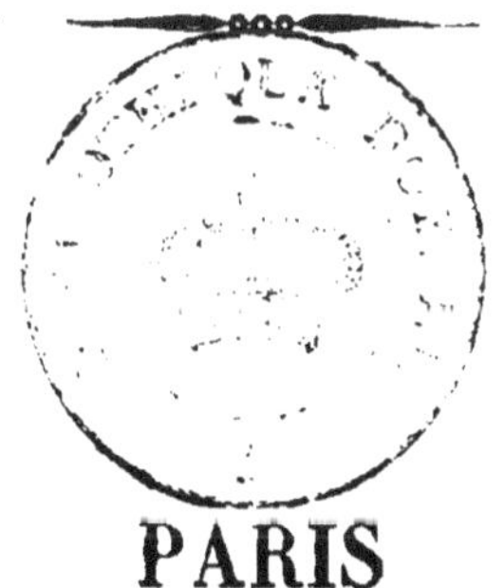

PARIS

IMPRIMERIE DE FELIX LOCQUIN,

16 RUE NOTRE-DAME-DES-VICTOIRES.

1841

INTRODUCTION ACCIDENTELLE DE L'AIR

DANS LA JUGULAIRE GAUCHE.

Observation recueillie sur une jument affectée d'entérorrhagie, et communiquée à l'Académie royale de médecine dans sa séance du 27 *octobre* 1840.

Messieurs,

Dans votre séance du 29 janvier 1839, j'ai eu l'honneur de vous entretenir d'un accident mortel qu'une jument confiée à mes soins avait éprouvé immédiatement après une saignée pratiquée à la jugulaire gauche, par suite de l'introduction de l'air dans ce vaisseau. Je vous ai fait connaître alors les circonstances qui avaient précédé, accompagné et suivi cet accident, ainsi que les lésions qu'il avait déterminées, lesquelles ne laissaient aucun doute sur la cause de la mort. Je viens aujourd'hui, Messieurs, vous soumettre un nouveau fait, sinon identique, du moins fort analogue, que je crois de nature à jeter quelque jour sur l'étiologie de ces accidents toujours graves, qui souvent compromettent en même temps la vie du malade et la réputation de son médecin. Je désire que cette observation, que je vais exposer le plus succinctement possible, vous paraisse digne de fixer quelques instants votre attention.

Une jument grise, *poussive*, âgée de quatorze à quinze ans, appartenant à M. Defrézanes, propriétaire, demeurant à Paris, quai Bourbon, île Saint-Louis, fut amenée à ma visite le 24 mars dernier, à 8 heures du matin. J'appris du cocher qui la conduisait que cette bête avait été attelée à la voiture le dimanche 22, depuis trois heures jusqu'à six; qu'à sa rentrée à l'écurie, elle avait refusé toute espèce de nourriture, et que, dans le courant de la nuit suivante, elle s'était livrée à des mouvements désordonnés qui paraissaient être le résultat de violentes coliques. Cet homme ajouta que, pendant la journée du 23, la jument était restée assez tranquille, que seulement elle avait éprouvé de temps à autre une gène bien marquée de la respiration, une espèce d'essoufflement qui ne durait que quelques minutes; enfin, que la nuit du 23 au 24 avait été calme, mais que l'inappétence la plus absolue avait persisté depuis l'apparition des premiers symptômes.

Aidé de ces renseignements, je procédai de suite à l'examen de cette bête que je trouvai triste et abattue; elle ne se tourmentait pas; sa respiration entrecoupée par le soubresaut qui caractérise la pousse, était d'ailleurs dans son état à peu près normal quant au nombre des inspirations; elle avait le ventre tendu, ballonné et douloureux, la queue souvent agitée, les muqueuses apparentes injectées, et le pouls petit, serré et légèrement accéléré.

En rapprochant ces signes des détails qui m'avaient été donnés, je fus naturellement conduit à reconnaître que la maladie avait son siège dans la cavité abdominale, et, à supposer qu'elle consistait ou dans une congestion, ou dans une inflammation d'un des points du canal intestinal, affection qui malheureusement n'avait point été traitée à son début. Bien que le pouls fût peu développé et que la phlegmasie ne me parût point franche, je pensai qu'une saignée pouvait être tentée, mais qu'elle devait être légère, quitte à la répéter si l'indication s'en présentait plus tard. Je pratiquai à l'instant même cette opération à la jugulaire gauche avec les précautions d'usage et suivant les principes adoptés. N'ayant rien remarqué dans le manuel opératoire qui pût donner naissance au moindre accident, je confiai à un aide intelligent le soin de recueillir deux kilogrammes de sang, et je m'éloignai de quelques pas pour nettoyer ma lancette. Deux minutes s'étaient à peine écoulées, lorsqu'on vint me prévenir que la jument paraissait plus mal, et que le sang ne sortait du vaisseau qu'avec beaucoup de peine. Je courus de suite près de ma malade, et je remarquai, à mon grand étonnement, que la saignée était *baveuse*, et que le peu de sang qui coulait était mêlé à une grande quantité de *glo-*

bules d'air; j'observai en même temps que la bête était chancelante, qu'elle avait la respiration très gênée, les naseaux dilatés, les yeux fixes, les muqueuses décolorées, la langue pendante et le pouls insensible; en un mot, que tout indiquait une mort imminente.

Il m'était impossible de méconnaître la nature et a gravité de cet accident, aussi me fit-il éprouver une impression bien pénible, que vous comprendrez facilement, Messieurs, et que je n'essaierai point de dissimuler. Bien que je n'eusse rien à me reprocher, puisque j'avais pratiqué moi-même la saignée selon les règles prescrites, je n'en sentais pas moins toute la responsabilité que faisait peser sur moi un semblable évènement. Une foule de conjectures se présentaient à mon esprit; je cherchais à m'expliquer la ause de cet accident, sa brusque apparition, et ne pouvant y parvenir, je l'avouerai, je maudissais le sort, j'allais presque dire la fatalité qui avait voulu que, dans l'espace d'une année, j'éprouvasse à moi seul deux évènements aussi funestes, et jusque-là presque inconnus en médecine vétérinaire. Toutefois, bien que le cas me parût désespéré, je n'abandonnai point ma malade. Prévoyant une chute prochaine, et voulant éviter tout accident, je fis éloigner les personnes qui m'environnaient, et je restai seul avec un aide près de la bête. Persuadé que les émissions sanguines sont toujours plus ou moins favorables dans ces fâcheuses circonstances, je cherchai à faire couler le sang qui était toujours très spumeux. J'en obtins avec beaucoup de peine environ cent vingt grammes. Cette légère saignée ne produisit aucun effet, et bientôt, ainsi que je l'avais prévu, la jument tomba comme frappée de la foudre, sur le côté gauche où je me trouvais placé. Après être restée environ dix minutes presque sans mouvement, cette bête, que je croyais morte, fit quelques efforts et parvint à se relever : elle était alors chancelante et à peu près dans la position où elle se trouvait avant de tomber ; cependant son pouls me parut un peu plus développé, sa respiration moins gênée et ses membranes plus colorées. Des frictions sèches d'abord, puis irritantes, furent employées sur la région spinale, depuis l'origine du dos jusqu'aux lombes, et sur les quatre extrémités ; ces moyens parurent amener une amélioration marquée, mais ce mieux fut de courte durée, et au bout d'une demi-heure, la bête tomba de nouveau sur la litière où elle mourut à trois heures du soir, après avoir fait d'inutiles efforts pour se relever.

Voici les lésions que j'ai observées à l'ouverture faite deux heures après la mort.

Les cavités des plèvres et le péricarde contiennent une petite quantité de liquide coloré ; les deux poumons sont emphysémateux, mais cette lésion paraît ancienne et particulière à la pousse. Le cœur est plus volumineux que dans l'état normal ; ses cavités droites renferment une assez grande quantité de sang noir parsemé de globules d'air ; les parois de ces cavités, les colonnes charnues et les valvules, sont tapissées de globules transparents. L'artère pulmonaire, examinée jusque dans ses dernières ramifications, présente un liquide spumeux; le ventricule et l'oreillette gauches contiennent peu de sang; ils offrent d'ailleurs les mêmes altérations que les cavités droites, les globules sont seulement moins nombreux.

La cavité abdominale renferme huit à dix litres d'un liquide coloré, presque sanguinolent; plusieurs points du péritoine sont recouverts de fausses membranes de nouvelle formation; les traces d'une forte congestion se remarquent sur toute l'étendue du colon, surtout le long de ses bandes jusqu'à sa portion flottante. Une grande quantité de sang, que l'on peut évaluer approximativement à six ou sept kilogrammes, est épanchée entre les membranes de cet intestin, et leur donne une épaisseur de quatre à six centimètres. La muqueuse qui tapisse le cœcum et le colon est rouge et épaissie; les matières contenues dans ces deux intestins sont délayées dans une assez grande quantité de liquide sanguinolent. Le sang contenu dans la veine cave postérieure est aussi mêlé de quelques globules d'air; un plus grand nombre se fait remarquer dans les veines mésentériques où ils sont séparés par des colonnes sanguines; le tronc de la veine-porte et ses divisions dans le foie renferment un sang spumeux; enfin les veines qui rampent à la surface du cerveau contiennent un nombre notable de globules que l'on fait circuler facilement par la pression;

le même phénomène s'observe dans les veines cérébelleuses. Quelques légers globules se font aussi remarquer dans les plexus choroïdes. On n'en observe point ailleurs.

Ainsi que vous l'avez sans doute remarqué, Messieurs, il résulte de cette autopsie, qu'outre les lésions que détermine ordinairement l'introduction de l'air dans les veines, il existait chez cette bête des traces évidentes d'une apoplexie intestinale compliquée d'une péritonite.

Cette dernière affection (l'apoplexie intestinale), que les anciens hippiatres ont désignée sous le nom de *coliques rouges*, est très fréquente chez le cheval, et toujours mortelle quand elle est portée au degré où elle se trouvait ici, c'est à dire lorsqu'une grande quantité de sang est épanchée entre les lames de l'intestin. Tout porte à croire que, dans cette circonstance, l'entérorrhagie s'est manifestée peu de temps après l'apparition des premiers symptômes; les violentes coliques que la bête paraît avoir éprouvées d'abord, m'autorisent à penser ainsi. Au surplus, s'il m'est impossible de rien préciser à cet égard, il me semble au moins permis d'affirmer que cette affection existait au moment où la bête m'a été présentée; les lésions trouvées à l'ouverture de l'abdomen, et que j'ai signalées, ne laissent, à mon avis, aucun doute à ce sujet. Voyons maintenant à quelle maladie cette bête a succombé, et recherchons qu'elles sont les circonstances qui ont pu occasionner ou favoriser l'entrée de l'air dans la veine jugulaire.

Bien que la présence de l'air dans le torrent de la circulation ait déterminé chez cette jument des phénomènes morbides instantanés et presque foudroyants; bien que ce fluide ait été retrouvé non seulement dans les cavités du cœur, mais encore dans la plupart des veines, la bête ayant survécu sept heures à l'accident, l'apoplexie intestinale seule me paraît avoir causé la mort; quant à l'introduction accidentelle de l'air dans la veine jugulaire, il est très présumable qu'elle a été déterminée et fortement favorisée par l'état de presque vacuité où devaient se trouver les vaisseaux par suite de l'hémorrhagie intestinale, au moment où j'ai pratiqué la saignée.

Quoique cette explication me paraisse fort rationnelle, pour la rendre plus satisfaisante encore, je vous rappellerai, Messieurs, qu'un honorable membre de cette académie, auquel la science est redevable d'un travail remarquable sur l'introduction de l'air dans les veines, *M. Amussat* a émis en principe « que, du-» rant les opérations chirurgicales, l'introduction de » l'air dans les veines est d'autant plus à craindre, que » les sujets sont plus épuisés par des pertes de sang.»

Il est sans doute inutile de vous faire remarquer, Messieurs, que la jument qui fait le sujet de cette observation était frappée d'une apoplexie intestinale au moment où elle a été saignée, et qu'elle se trouvait par conséquent dans les conditions indiquées par

M. Amussat comme propres à favoriser l'introduction de l'air dans les veines.

Ce fait qui, sous le point de vue étiologique, m'a paru intéressant, se trouve donc en rapport avec l'opinion de M. Amussat qu'il confirme pleinement; opinion qui, d'ailleurs, comme vous le savez, Messieurs, est étayée sur un grand nombre d'expériences que M. Amussat a répétées en 1837, en présence de la commission que vous aviez nommée alors, et dont *M. Bouillaud* vous a rendu compte dans le lumineux rapport qu'il vous a fait durant le cours de la même année.

La lecture de cette observation a été suivie d'une assez longue discussion que nous croyons devoir rapporter, et que nous extrayons en partie du bulletin de l'académie.

M. Amussat regarde ce fait comme très important, puisqu'il doit être classé parmi le petit nombre des faits incontestables que la science possède; il est de plus, confirmatif des expériences multipliées qu'il a entreprises sur cette question physiologique et chirurgicale; ici, l'animal a prolongé son existence parce que l'opérateur a eu soin de fermer l'ouverture de la plaie, et l'introduction de l'air a été favorisée parce que l'animal se trouvait affaibli et épuisé par l'hémorrhagie intestinale qui avait eu lieu.

M. Barthélemy témoigne sa surprise de n'avoir pas

encore rencontré, dans le cours d'une pratique de plus de quarante ans, un fait analogue à ceux que M. Bouley a recueillis lui-même dans un espace de temps assez limité; il rappelle les expériences qu'il a faites à ce sujet et les résultats qu'il en a déduits, résultats qui prouvent, en définitive, que l'introduction de l'air dans les veines est possible, mais qu'elle réclame un ensemble de conditions spéciales qui se présentent rarement. Dans l'observation actuelle, l'animal était atteint d'apoplexie intestinale. Or, on sait que cette maladie, très commune, marche avec une grande rapidité et détermine souvent la mort au bout de dix à douze heures. Dans tous les cas, ce n'est point dans l'espace de deux minutes qu'il se serait introduit assez d'air pour faire périr cet animal.

M. Renault n'a point observé non plus depuis quinze ans un seul fait semblable à ceux qui ont été mentionnés par M. Bouley. Dans les expériences que, de concert avec M. Lassaigne, il a tentées sur l'introduction de l'air dans les veines, il a constaté qu'un litre d'air introduit au moyen d'une vessie à robinet, développait chez les chevaux des accidents variables, mais qui n'étaient pas suivis de la mort; tandis qu'un litre et demi d'air introduit de la même manière, entraînait presque toujours une terminaison funeste.

M. Ferrus craint qu'on ait exagéré les dangers que peut présenter la saignée à la jugulaire, et qu'on ne néglige aujourd'hui un moyen précieux dans certaines circonstances. Il a, pour son compte particulier, fait pratiquer, dans son service à Bicêtre, un très grand nombre de saignées à la jugulaire, et ce genre d'opération n'a jamais été accompagné d'accidents. Toutefois, il a vu sur deux chevaux la mort suivre de près la saignée pratiquée sur la même veine. Il pense que la position donnée à un de ces chevaux après l'opération, position dans laquelle l'animal était attaché très court et la tête élevée, a pu contribuer à hâter cette fâcheuse terminaison.

M. Rochoux ne croit pas que, dans l'exemple cité par M. Bouley, il soit nécessaire de recourir à l'introduction de l'air dans la veine pour expliquer la mort de l'animal : l'existence d'une hémorrhagie intestinale était suffisante pour la déterminer, car on sait que, sous l'influence d'un état hémorrhagique, le sang s'altère, des gaz se développent et circulent avec ce liquide, et la cause la plus légére peut amener la mort.

M. Amussat ne peut admettre que, dans la médecine vétérinaire, les exemples de l'introduction de l'air dans les veines soient aussi rares que plusieurs membres viennent de l'avancer; le nombre en serait assurément plus considérable si les cas d'insuccès étaient avoués avec franchise : la pratique de M. Bouley en est une preuve suffisante. Éclairés par l'expérience, les chirurgiens n'opèrent plus sur les régions du cou sans prendre des précautions convenables. Ne serait-il pas temps de rédiger, pour les vétérinaires, une instruction qui pourrait les prémunir contre les dangers d'un accident toujours grave par sa nature et ses conséquences. Enfin, M. Amussat dit en terminant que, dans le cas rapporté par M. Bouley, il faut attribuer la mort à la seule présence de l'air dont l'introduction a été favorisée par l'hémorrhagie intestinale.

M. Bouillaud pense que l'observation de M. Bouley *n'offre rien de particulier* et qu'elle rentre naturellement dans une des catégories établies dans son rapport.

Enfin, M. Gerdy cherche à démontrer que cette discussion, semblable à celle qui s'est élevée sur le même sujet, prouve que l'introduction de l'air dans les veines est un phénomène possible; que les expériences entreprises dans le but de le constater, ont été et seront toujours très variables dans leurs résultats; qu'enfin ce phénomène est loin de se présenter aussi facilement et aussi fréquemment que M. Amussat l'avait annoncé.

M. Bouley combat la plupart des assertions qui viennent d'être émises. Il rappelle d'abord un passage de son observation, duquel il résulte que l'entérorrhagie existait au moment où la saignée a été pratiquée; il soutient en conséquence, et contrairement à l'opinion de M. Amussat, que la bête a succombé aux progrès de l'hémorrhagie intestinale. Il ne nie point toutefois que l'introduction de l'air n'ait pu hâter le moment de la mort.

N'ayant observé, durant le cours d'une pratique

de plus de trente-deux ans, que deux faits semblables à celui qu'il vient de rapporter, M. Bouley reconnaît avec MM. Barthélemy et Renault que ce genre d'accidents est fort rare; il pense aussi, comme ces deux honorables membres, que l'introduction de l'air dans les veines est toujours beaucoup plus grave lorsque les animaux sont déjà malades, mais il doute que cet état maladif soit indispensable pour que le cas devienne mortel; il croit, au contraire, que chez les animaux *sains*, comme chez l'homme, l'introduction *accidentelle* d'une certaine quantité d'air, peut avoir la conséquence la plus funeste.

L'ouverture cadavérique, qui seule pouvait sanctionner les faits cités par M. Ferrus, n'ayant pas été faite, M. Bouley se croit en droit de les récuser. Il fait aussi observer que la position élevée que l'on fait ordinairement prendre à la tête des chevaux immédiatement après la saignée, ne peut avoir le grave inconvénient que lui suppose M. Ferrus, attendu qu'au moment où l'on fixe les animaux au ratelier, l'appareil est toujoure appliqué, et l'introduction de l'air par conséquent impossible.

Quant à l'opinion de M. Rochoux, M. Bouley croit inutile de la combattre sérieusement; ce serait, selon lui, nier l'évidence que d'attribuer à toute autre cause qu'à l'introduction de l'air les phénomènes instantanés qu'il a décrits, et qui se sont manifestés immédiatement après l'ouverture de la veine.

Enfin M. Bouley convient que son observation se

rattache à l'une des séries d'expériences de M. Amussat, mais il ne peut admettre avec M. Bouillaud que cette observation ne présente rien de *particulier*. Un fait *pathologique* qui constate l'exactitude d'un principe *chirurgical* jusque là démontré par des expériences seulement, lui semble offrir par cela même quelque chose de remarquable. Ce fait d'ailleurs se distingue, encore selon lui, de tous ceux qui ont été cités en médecine vétérinaire, en ce sens qu'ici l'air a pénétré dans la veine à l'instant même où l'ouverture a été pratiquée, tandis que, dans tous les cas rapportés, l'introduction de ce fluide n'a eu lieu qu'au moment où l'on a cessé la compression, et par conséquent à l'issue de la saignée. C'est en l'envisageant sous ce double point de vue, que M. Bouley a jugé son observation digne de quelque intérêt. Il espère ne s'être pas trompé; s'il n'en était point ainsi, il regretterait sincèrement les précieux instants qu'il aurait fait perdre à l'Académie (1).

La discussion est close et la séance levée à cinq heures et demie.

---

(1) Cette dernière réflexion relative à l'observation de M. Bouillaud, nous a été communiquée directement par M. Bouley qui, le jour de la discussion, n'a pu la soumettre à l'Académie, attendu l'heure avancée. (*Note du Rédacteur*).

(Extrait du *Recueil vétérinaire*.)

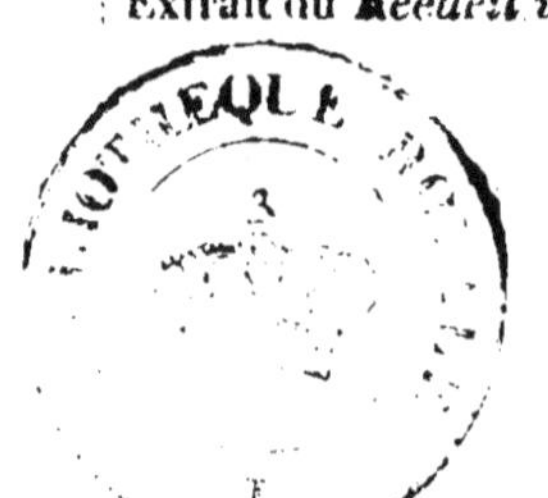

www.ingramcontent.com/pod-product-compliance
Lightning Source LLC
LaVergne TN
LVHW052040160826
845678LV00003B/1450

9782329615769